AF457764

Docteur Raoul BERNARD
(Bruxelles)
Représentant du Gouvernement belge aux Journées médicales de Rio de Janeiro.

L'Effort prophylactique
de la
République Argentine et du Brésil

*Extrait de la revue l'*UMFIA, *nos 30 à 35.*

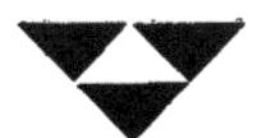

TOURS
IMPRIMERIE TOURANGELLE
—
1929

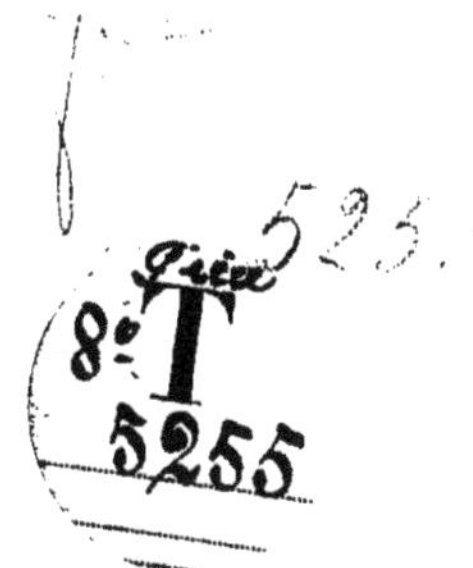

L'Effort prophylactique

de la

République Argentine et du Brésil

L'effort prophylactique

de la

République Argentine et du Brésil (*)

Par le

Docteur Raoul BERNARD (Bruxelles)

Représentant du Gouvernement belge aux Journées médicales de Rio de Janeiro.

RÉPUBLIQUE ARGENTINE

Dans une correspondance envoyée en cours de route et déjà publiée dans *Bruxelles-Médical* (1), j'ai eu l'occasion d'exposer à nos lecteurs différents aspects de l'activité scientifique et de l'effort prophylactique dans la République Argentine. Il me suffira donc d'ajouter à mes précédentes correspondances les chapitres qui vont suivre.

Au reste, le service de prophylaxie de la lèpre se trouvant encore en voie d'élaboration et le service antivénérien subissant en ce moment une transformation d'ensemble en étendue et en profondeur, le moment serait mieux choisi dans quelque temps pour aller en faire une étude complète. Mais ce qu'on peut affimer dès maintenant, c'est que ce pays jeune, vigoureux et entreprenant, autorise tous les espoirs dans la voie des réalisations pratiques.

Les services antilépreux et antivénérien sont placés dans les mains expertes du docteur Puente, chef de ces services pour toute la République, qu'il a parcourue dans son immense étendue, jetant les bases de l'armature prophylactique de la côte de l'Atlantique à la Cordillère des Andes, et des frontières du Paraguay à la Patagonie.

Il me suffit d'avoir eu la bonne fortune d'être piloté par lui pendant tout mon séjour dans le pays pour savoir ce que sera, dans un avenir très proche, la concrétisation des plans qu'il a élaborés. Car si Puente est un animateur et un chef, c'est aussi un cœur généreux imbu du plus pur esprit du devoir.

(*) Substance d'un rapport au Gouvernement.

(1) Cfr. *Bruxelles-Médical*, n° 40, 5 août 1928.

I. — Maladies vénériennes.

Les différentes activités du service de prophylaxie des maladies vénériennes peuvent se résumer comme suit :

1° Propagande par affiches illustrées ou écrites;

2° Fabrication de trousses prophylactiques par des instituts de chimie et maisons spécialisées, au compte du Département national d'Hygiène. Vente obligatoire de ces trousses dans les pharmacies et les maisons publiques, au prix de 20 centavos (3 francs);

3° Le *Carnet de traitement*, édité aux frais du Département d'Hygiène, d'emploi obligatoire dans tous les services gratuits de la République. La rédaction en est assurée par une commission de trois membres désignés officiellement; il est ratifié par le Département national d'Hygiène;

4° Fabrication de sels de Bi et de Hg par l'Institut de Chimie;

5° Importation de néosalvarsan exempte d'impôts douaniers et vente directe aux services hospitaliers;

6° Fonctionnement du Bureau de contrôle de Sérologie, à l'Institut bactériologique ;

7° Etude de la prostitution par une commission chargée de rédiger le projet de législation;

8° Création d'un nouveau dispensaire au port, dans la zone de la Bocca, et d'autres dans les territoires nationaux;

9° Conférences dans les écoles normales, collèges et universités;

10° Centralisation des statistiques de toutes les institutions hospitalières du pays.

La base de la lutte antivénérienne réside dans le *Dispensaire;* il en existe actuellement dix-huit à Buenos-Ayres.

Je tiens à ajouter un mot concernant la prostitution en Argentine, étant donné le retentissement de certain livre récent, d'ailleurs malencontreux, à ce sujet. La prostitution y est réglementée, mais le docteur Puente estime, comme moi-même d'ailleurs, qu'une réglementation pour être efficace doit être totale. Il considère comme pure utopie la question du relèvement moral des prostituées; j'ai toujours été de cet avis, mais il m'a paru intéressant de rapporter l'opinion d'un homme qui dispose peut-être du plus grand « matériel d'expérience » du monde.

Les grandes maisons de prostitution n'existent pas et c'est le système dit « monocellulaire » qui est admis. Les filles publiques, au nombre de deux mille environ, reçoivent leurs clients dans des appartements modestes où elles sont seules avec une « matrone »; ils sont composés d'une salle d'attente, et d'une « chambre de travail ». Des règlements rigoureux y sont affichés et un matériel prophylactique obligatoire y est déposé. Les clients, munis de jetons, attendent leur tour et il n'est pas rare, dans les quartiers populeux de la Bocca, de voir certaines de ces femmes avoir jusque cent rapports par jour!

La surveillance médicale est sévère et le docteur Puente m'a dit ne constater que très rarement des contaminations provenant de ces maisons.

Accompagné de ce confrère et sous la surveillance discrète d'inspecteurs de police, j'ai été visiter différentes cellules aux « heures de travail » dans les quartiers réputés les plus dangereux; j'y ai interrogé les femmes, examiné le matériel, j'ai même questionné des clients et je n'ai rien trouvé de spécial qui justifiât certains livres à sensation. La prostitution y est la même que dans tous les grands centres internationaux et l'on comprend qu'une surveillance rigoureuse soit de règle, tant policière que médicale.

En Argentine, comme partout, c'est la prostituée clandestine qui fournit le gros contingent des malades et le dépistage de celle-ci retient toute l'attention du docteur Puente.

Enfin, disons en passant que les stipulations de la Convention de Bruxelles pour les soins antivénériens aux gens de mer de tous pays sont parfaitement mises en pratique là-bas, comme d'ailleurs au Brésil; les ports ont leurs dispensaires spéciaux, et les navires à leur arrivée reçoivent des tracts soit des autorités, soit des armements.

II. — **Lèpre.**

La loi de prophylaxie et de traitement de la lèpre fut promulguée le 17 septembre 1926. Des circulaires furent envoyées aux 5.673 médecins de la République, les invitant à signaler tous les cas de lèpre dont ils auraient connaissance. Ce premier recensement renseigna 1.120 cas. Des visites domiciliaires furent immédiatement faites aux malades de la capitale fédérale et à ceux des agglomérations limitrophes. Le traitement obligatoire fut institué d'emblée.

Les cas réputés très contagieux furent internés à l'hôpital Mûniz de Buenos-Ayres; les autres furent soignés au dispensaire de cet établissement ou à leur domicile respectif.

Les nomades (1) du port de la capitale et des faubourgs de Palerme et de Belgrano furent également visités avec l'aide de la police.

On fit aussi le recensement dans les écoles et les asiles.

Une propagande illustrée fut menée par les journaux de la capitale et des départements de chaque province.

Le recensement des lépreux en province se fit par des « commissions volantes » formées d'un médecin et d'un adjoint, parcourant les provinces en auto, transportant leurs fiches, un laboratoire portatif complet leur permettant de vérifier le diagnostic, et les éléments indispensables pour l'établissement d'un dispensaire dans chaque localité.

(1) Il existe à Buenos-Ayres une certaine population flottante, non inscrite aux registres d'état-civil. Je sais ainsi le cas d'un belge, ayant toujours refusé toute assistance, et ayant comme logement un gros tuyau de canalisation, dont il loue la moitié à un autre miséreux !

Ces « commissions volantes » se mettent en rapport avec le médecin de la localité en vue d'obtenir confirmation des cas et des renseignements complémentaires concernant les malades.

Les malades sont soumis au traitement habituel (huile de chaulmoogra).

Les parents et les personnes en contact avec les lépreux sont soumis à un examen complet.

Les endroits considérés comme foyers endémiques furent visités minutieusement et presque toute la population fut examinée.

Un registre général de tous les lépreux de la République, classés par province, départements, agglomérations, et par ordre alphabétique est complété par un fichier d'histoire clinique de chaque cas.

Jusqu'à présent on a enregistré 1.278 cas dans les services, — mais on estime à environ 5.000 le nombre des malades dans le pays.

Au cours du mois de mai dernier, le Gouvernement a voté la somme de 1.400.000 piastres argentines (soit 21.000.000 francs belges) pour la construction de la première section de la léproserie de Cerrito qui sera construite dans l'île du même nom, située au nord-est de la République, au confluent du Parana et du Paraguay. Cette première section pourra contenir 300 lits et aura les caractères essentiels à tout établissement de ce genre.

Cette île fait partie du Chaco ; elle a une superficie de 11.000 hectares, habités par vingt familles seulement, soit un total de 120 personnes. Les bâtiments seront construits sur une colline, à l'abri des inondations fréquentes dans cette île.

Un article de loi prévoit l'obligation pour les Gouvernements de chaque province d'indiquer les terrains destinés à la construction des léproseries ; les frais de construction et d'entretien incombent au Trésor National.

Des démarches sont faites par le Département national d'Hygiène en vue d'établir un système d'assistance sociale et de protection aux familles de lépreux indigents.

III. — Cancer.

Je suis reconnaissant à l'incomparable cicérone que fut pour moi le docteur José Puente, d'avoir voulu me conduire aux environs de la capitale argentine, pour visiter l'Institut du Cancer, organisation remarquable, dirigée par le professeur Roffo.

Je vais donc donner ici les quelques notes que j'ai recueillies, chemin faisant, de la bouche même du directeur de l'Institut, et parcourir, avec le lecteur, les différents pavillons.

Directives : La complexité du problème du cancer oblige à une organisation de travaux suivant un vaste plan où doivent collaborer les diverses activités scientifiques de la biologie, de la chimie, de la physique, de la microbiologie, de l'anatomie pathologique et de la thérapeutique médicale et chirurgicale. De cette façon, on centralise les efforts et on parvient à en retirer le plus grand profit pour les malades.

C'est dans cet état d'esprit que l'Institut de Buenos-Ayres a réuni en un centre unique tous les éléments d'investigation et de traitement du cancer, ce qui permet de comparer sur place toutes les faces du problème, qu'il s'agisse d'étiologie, de diagnostic ou de traitement.

La Section des Recherches comprend sept sous-sections groupées en un pavillon spécial dont la construction a coûté 250.000 pesos (3 millions 750.000 francs belges):

1° Cancer expérimental;
2° Chimie biologique;
3° Physicochimie;
4° Pathologie expérimentale;
5° Culture de tissus;
6° Microbiologie;
7° Anatomie pathologique.

Un service de documentation y est annexé.

Une discipline scientifique rigoureuse préside à tous les travaux de laboratoire, tant par le contrôle des investigations que par le choix du personnel, qui doit s'y consacrer complètement à l'exclusion de toute autre préoccupation. Aussi les rémunérations doivent-elles être en concordance avec les exigences de la vie actuelle.

Le 7 novembre 1922 fut inauguré le service public du premier pavillon de dispensaire et services cliniques dénommé depuis le 11 mai 1924 : pavillon Larroque de Roffo, en mémoire de la femme du professeur Roffo et en souvenir de la collaboration admirable qu'elle ne cessa de donner à son mari. Ce pavillon est destiné à l'hospitalisation des malades et actuellement 120 lits sont occupés. Ils sont répartis en quatre salles, pourvues du confort le plus moderne.

La Ligue Argentine de la Lutte contre le Cancer vient de terminer le troisième pavillon (spécialement pour femmes et de contenance de 220 lits).

Ces trois parties constitutives de l'Institut forment un ensemble harmonieux et imposant sur les trois côtés d'un vaste carré aménagé en square et au centre duquel s'élève la statue de bronze, en grandeur naturelle, de Mme Roffo.

∴

L'Institut du Cancer a pris à sa charge les recherches scientifiques, l'Assistance sociale et la culture professionnelle :

a) Recherches scientifiques. — Le but de l'Institut étant l'étude et le traitement du cancer, les investigations doivent donc être orientées, spécialisées vers l'étude des tumeurs malignes et des tumeurs d'étiologie obscure.

L'Institut contrôle toutes les nouvelles acquisitions étiologiques, diagnostiques et thérapeutiques provenant d'institutions scientifiques accréditées.

b) La fonction d'Assistance médicale se limite à l'hospitalisation des cancéreux et aux consultations pour les malades externes.

Les malades sont soignés par tous les traitements actuellement connus : physiques, chimiques, sérothérapiques, chirurgicaux. Un service spécial de diagnostic est annexé et j'ai noté en passant que la séroréaction de Rofo (au rouge neutre) avait donné à son auteur 86 % de résultats exacts, tant dans les états cancéreux que pré-cancéreux, — et cela sur plus de 4.000 malades. Une des recherches actuellement à l'étude est celle de l'hypercholestérinémie qui caractériserait les états pré-cancéreux.

Roffo considère d'ailleurs que l'élément terrain — et sa préparation par l'alimentation (1) — joue un rôle capital dans l'étiologie du cancer. Il ne croit ni à son hérédité, ni à sa contagiosité, mais estime que des habitudes identiques arrivent à constituer familialement des milieux similaires où l'éclosion de divers cas peuvent en imposer pour de l'hérédité ou de la contagion.

D'ailleurs le matériel « malades » dont il dispose (28.000 consultants en 1927) est peut-être unique au monde. En effet, il lui provient de tous les points d'un pays qui s'augmente chaque année de 200.000 émigrants : Italiens, Espagnols, Français, Uruguayens, Anglais, Allemands, Slaves, Ottomans, — et en plus de cela, les Argentins.

Le champ d'expériences par rapport à l'influence des races est donc exceptionnel. Notons encore que parmi les autochtones (Patagonie, Terre de Feu, Andes), on ne trouve pas de cancer (2).

c) « Culture professionnelle » : l'Institut prend à sa charge la diffusion des travaux qui s'y effectuent et organise des échanges avec tout centre scientifique qui en fait la demande. Les étrangers sont assurés sur place de l'accueil le plus total.

∴

Les consultations fonctionnent trois fois par semaine, sous la direction du professeur Roffo, aidé des médecins de l'établissement. Les malades sont alors répartis entre les chefs de services. Tous les quinze jours, revision des diagnostics et des indications de traitement par le directeur lui-même. Tous les mois, réunion obligatoire pour tout le personnel de l'Institut, réunion scientifique où les médecins et chefs de laboratoire présentent le résumé de leur activité.

Le personnel technique des laboratoires et les médecins doivent subir un examen de compétence pour être admis à l'Institut. Les

---

(1) Le cancer est le plus fréquent chez les Argentins d'origine basque (Français et Espagnols), ainsi que chez les émigrants issus de ces contrées. Or, leur alimentation est presque exclusivement les œufs et le porc, c'est-à-dire hypercholestérinés.

(2) Tous ceux que ces questions intéressent pourront trouver à mon retour une abondante documentation que je déposerai à la bibliothèque de *Bruxelles-Médical.*

nominations sont faites pour un an et renouvelables si la direction le juge à propos.

Le corps d'infirmières est composé d'infirmières diplômées, mais ayant subi une formation particulière par une année supplémentaire de noviciat, et une école spéciale vient d'être annexée. La « nursery » est d'inspiration britannique et la direction — argentine — porte toutes les décorations anglaises de la guerre. Ce personnel est surtout argentin, mais on y trouve quelques unités russe, italienne, allemande ; une belge était attendue.

∴

Voici quelques chiffres qui démontreront l'activité de l'établissement :

Années	Consultations	Malades venus pour la 1re fois
—	—	—
1923	6.767	1.772
1924	12.073	2.680
1925	11.390	3.700
1926	18.100	4.100
1927	28.000	4.900

Le service de documentation clinique annexé au service de documentation scientifique est un modèle du genre, sous la direction d'un chef de service de la documentation.

C'est ainsi par exemple qu'un système ingénieux de fichier permet de faire sortir d'un coup de pouce, à volonté, les fiches intéressant tel ou tel organe, telle ou telle race, tel ou tel traitement, etc., parmi des fiches réunies dans des classeurs uniques où l'ordre alphabétique seul est observé.

Inutile de dire que tous les services sont du dernier perfectionnement; le radium provient de l'Institut National du Radium et de l'Association Argentine du Radium.

Le service de radiothérapie qui comprend un médecin chef, un ingénieur électricien et une infirmière spécialisée, est muni de l'installation suivante :

Un néo-intensif de 250 kw. ;
Un stabilivolt de 30 kw. ;
Un Universal Siemens de 100 kw. ;
Un appareil de radiodiagnostic « Victor » ;
Un appareil de diathermie.

Il m'est difficile de décrire ici les installations chirurgicales dont de beaux clichés m'ont d'ailleurs été remis. Et pour être complet, je devrais parler aussi du pavillon des animaux en observation, de la salle d'autopsie, du musée où sont conservées non seulement les pièces anatomiques, mais des tranches de cadavres entiers fixées suivant un procédé analogue à celui de Doyen pour ses fameuses démonstrations d'anatomie.

Je désire dire en terminant que le professeur Roffo a voulu donner à l'Institut qu'il dirige un aspect des plus avenants, où jardins, boudoirs, palmarium, divertissements, etc., contribuent à donner aux malades le sentiment du bien-être le plus complet.

DIVERS (*).

Pour être complet, je dois signaler les visites suivantes que j'ai faites pendant mon séjour :

L'hôpital Rivadavia (femmes). Chef de service, Dr Ghiso ; chef adjoint, Dr Puente ;

L'hôpital Rawson. Service dermato-syphiligraphique du Dr Seminario ;

Le nouvel hôpital Ramos Mejia qui comptera 1.500 lits, et où le professeur Baliña m'a fait les honneurs de son service dermato-syphiligraphique — service grandiose — avec une bonne grâce et une affection dont je demeure profondément touché ;

L'hôpital Muñiz, consacré aux maladies contagieuses et spécialement affecté au service de la lèpre. Chef de service, Dr Puente ;

L'Institut de Diagnostic Général, établissement luxueux renfermant absolument tous les services que peut comporter la médecine et auquel les médecins peuvent envoyer leurs malades dont ils désirent avoir l'examen total, le bilan complet pourrais-je dire ;

La nouvelle maternité Rivadavia, qui comporte 300 lits, mériterait tant par son architecture imposante que par ses aménagements, le nom de maternité-palace ;

Le Club universitaire, de construction presque terminée et de conception analogue à notre Fondation Universitaire, mais de fonds exclusivement argentins, donnera le couvert et le gîte à tout diplômé — national ou étranger — pendant son séjour dans la capitale ;

L'hôpital Universitaire, en face de la Faculté, et spécialement réservé à l'enseignement clinique ;

L'énorme et très belle Faculté de Médecine, avec sa bibliothèque aux 100.000 volumes ;

Le Musée d'anthropologie, de paléontologie et d'histoire naturelle de La Plata.

Parmi les efforts qu'il conviendrait aussi de retenir en Argentine, il faut citer la perfection de l'organisation d'Hygiène scolaire et d'Assistance sociale, la Lutte contre la Tuberculose avec ses solariums et ses préventoriums, tels la colonie de Mar-del-Plata et les sanatoria de Cordoba sur les premières pentes de la Cordillère des Andes.

Enfin, je tiens à dire ici l'accueil excellent que m'a réservé le professeur Fidanza, de Rosario, qui depuis tout un temps avait conservé à mon intention les cas les plus curieux de dermatologie qu'on rencontre dans son pays.

(*) La nomenclature groupée sous ce titre n'est pas, à proprement parler, du domaine de la prophylaxie, annoncé en tête de cet article. Mais j'ai pensé que ces données pouvaient avoir quelque intérêt ne fut-ce que comme « petit Baedecker » pour le médecin-voyageur.

En terminant ce court exposé, je désire témoigner toute ma reconnaissance à mes éminents confrères argentins pour toutes leurs attentions à mon égard; quant au docteur Puente et au professeur Fidanza, ils m'ont reçu et guidé pendant tout mon séjour d'une manière vraiment fraternelle; ils ont dépassé tout ce que je savais de la généreuse et proverbiale hospitalité argentine, et je leur en exprime ici toute mon affectueuse gratitude.

BRÉSIL

Mon séjour au Brésil a été plus prolongé qu'en Argentine. D'autre part, les questions de Fièvre jaune et d'Ophidisme viennent s'y ajouter aux points communs aux deux nations.

C'est à ces deux raisons seulement qu'il faut attribuer l'ampleur que je puis donner à la seconde partie de ce travail.

I. — Maladies vénériennes.

La lutte antivénérienne a atteint, au Brésil, un développement extraordinaire, grâce à trois faits principaux :

1° Des dispositions légales très étendues;

2° Une initiative privée très généreuse collaborant avec l'Etat;

3° Un état d'esprit du public presque inconnu ailleurs.

§ 1. — *Dispositions légales.* — L'ancienne Direction générale de la Santé publique fut transformée en 1920 en Département national de Santé publique avec les plus vastes attributions et un budget considérable. Il est placé sous la direction d'un savant universellement respecté, le professeur Carlos Chagas, Directeur de l'Institut Oswaldo Cruz, dont les travaux sur la fièvre jaune, la lèpre et la maladie de Chagas sont célèbres. Dans ce département se trouve une Inspection générale de la Lèpre et des Maladies vénériennes à laquelle une autre autorité mondiale a attaché son nom, le professeur Rabello.

Une des caractéristiques de cet organisme, c'est qu'il centralise la *lutte antivénérienne totale* et qu'il a barre, *directement*, sur tous les services du pays : armée, marine, prisons, hôpitaux municipaux ou privés, pompiers, police, douanes, etc., dont il coordonne les efforts dans ce domaine spécial.

La Loi fédérale place la prophylaxie des maladies vénériennes sur des bases sanitaires communes à d'autres maladies infectieuses : elle cherche, d'une part, à éteindre les foyers de lésions contagieuses par le diagnostic précoce et le traitement efficace, et, d'autre part, à protéger les personnes saines, en les éclairant, par la campagne d'éducation hygiénique.

La loi établit l'obligation pour l'État de pourvoir gratuitement au diagnostic et au traitement des cas contagieux sans distinction de classe sociale ou de fortune, et de faciliter de la même façon le traitement d'entretien des individus qui peuvent, éventuellement ou ordinairement, transmettre l'infection.

Il n'existe pour le malade aucune obligation formelle, le traitement étant volontaire et facilité dans les dispensaires et les hôpitaux ; l'internement hospitalier sera seulement obligatoire dans des cas exceptionnels, par exemple quand le malade, qui présente de grands risques de contaminer autrui, refuse de se soigner dans les dispensaires. Cependant, même dans ce dernier cas, la loi empêche l'application exclusive de ces mesures à une certaine classe d'individus puisque la mesure peut être imposée à un malade quelconque, sans égard au sexe ou à l'âge; c'est alors une mesure sanitaire de droit commun, identique à celle qui est observée dans les cas d'une maladie infectieuse quelconque. Un des aspects propres au système adopté au Brésil est l'institution, à côté des mesures d'ordre médical, d'un large programme d'éducation hygiénique et de propagande antivénérienne auquel la loi prête une attention toute particulière.

Le Département de la Santé possède, outre les services administratifs, différents organismes qui méritent d'être signalés :

a) Un laboratoire central de recherches cliniques;

b) Une officine où l'on fabrique les médicaments antivénériens à l'exclusion des arsénobenzènes;

c) Un office de contrôle des spécialités et de surveillance de la littérature.

Le laboratoire des recherches effectue les examens de laboratoire : ils se sont chiffrés de 1921 à 1927 au nombre de 683.804.

Quant à la *fabrication des médicaments*, le service a produit :

Ampoules de sulfure de Hg..	1.807.973
— de Bi.............	340.343
— d'iodure de Na....	72.478
— d'eau distillée.....	63.123

Cela représente une économie de 200.000 milreis (900.000 francs) sur les prix de pharmacie.

Quant au néosalvarsan, le Gouvernement l'obtient en vertu d'un contrat au prix de 3 milreis le *gramme* (13 fr. 50). Il est à noter enfin que l'entrée au Brésil de tout produit ou matériel médical et chirurgical destiné aux établissemeuts antivénériens est exonéré de tout impôt et taxes douanières.

Le service de contrôle et de licence vise surtout la lutte contre le charlatanisme : aucune spécialité ne peut être mise en vente qu'après avoir obtenu une licence de l'Office. Toute annonce, soit par affiches, soit dans les journaux, doit lui avoir été soumise. L'Office a eu à examiner jusqu'à présent 687 demandes visant les maladies vénériennes, la lèpre et le cancer. Pratiquement, cet organisme jouit des pouvoirs les plus étendus et sans appel. Il exerce une véritable censure dont les résultats sont palpables par le fait, par exemple, qu'on ne voit à Rio aucune affiche pour des cliniques « spéciales » ou des médicaments quelconques. C'est ainsi encore que le mot « guérison » ne peut être placé dans aucune notice quelle qu'elle soit. Je citerai, par exemple, l'interdiction au Brésil de la vente d'un produit bismuthé bien connu, pour cette seule raison que le préfixe du nom spécialisé peut être interprété en portugais dans le sens « guérison ».

Pratiquement, le bureau contrôle toute la médication et toute la littérature antivénérienne, quelle qu'elle soit, laquelle ne peut paraître sans son « imprimatur ».

§ 2. — *Initiative privée.* — Le Département de la Santé publique a eu la bonne fortune de rencontrer dans la famille Guinlé (fondateurs du port de Santos), une aide financière peut-être unique au monde dans le domaine des maladies vénériennes. Elle est concrétisée par la Fondation Graffée-Guinlé; M. Guinlé a donné pour cela 12.000 contos de reis et ira jusqu'à 20.000, soit la somme énorme de 90.000.000 de francs (1).

La fondation dispose, en plus, des crédits votés par le Congrès pour la lutte antivénérienne. Pratiquement, la campagne est affermée par la Fondation qui possède quinze dispensaires dans la ville de Rio et qui construit en ce moment un vaste hôpital de 300 lits auquel est annexé un Institut des Recherches (sérologie, bactériologie, anatomie pathologique, chimie, thérapeutique expérimentale).

Cet hôpital est un véritable modèle du genre, conçu suivant les plans les plus modernes, les plus vastes, et dont l'architecture a été conçue dans le plus pur style brésilien. Il sera inauguré dans quelques mois.

Outre tout ce qui est nécessaire à un hôpital d'aujourd'hui, il possède une maternité et une crèche pour la prévention et le traitement de la syphilis héréditaire et un grand dispensaire pour consultations de vénéréologie et pour la dermatologie, la médecine, la chirurgie, l'oto-rhino-laryngologie, etc., dans leurs rapports avec les maladies vénériennes.

Le quartier des prostituées est, bien entendu, séparé des autres, avec jardin spécial. L'hôpital comporte des chambres privées, mais dans les chambres communes, tous les lits sont séparés par des cloisons en céramique.

Pour les mesures préventives de la syphilis héréditaire et le traitement de ses conséquences, on a établi des consultations ambulatoires dans les maternités, les consultations de gynécologie et de pédiatrie, et, dans la capitale comme dans les villes de l'intérieur, on a conclu des accords pour transformer ces créations en véritables centres de prophylaxie antivénérienne.

Quant au pavillon annexe réservé à la médecine expérimentale dans ses rapports avec les maladies vénériennes, c'est un véritable bijou où le souci de la coquetterie a été poussé très loin. Pour en donner un exemple, disons que toutes les étables sont entièrement garnies de céramique. Les fondateurs ont voulu que l'œuvre soit aussi un centre de recherches scientifiques et c'est dans cet esprit qu'à côté des laboratoires du personnel, il existe des laboratoires privés pour les chercheurs de passage à Rio.

En ce qui concerne les quinze dispensaires répartis dans le district fédéral de Rio (et environ cent cinquante dans le pays), ils constituent chacun la véritable « cellule antivénérienne » avec tous les services annexes. Le principal d'entre eux reçoit journellement, dimanche compris, entre 7 heures du matin et 9 heures du soir, plus de

(1) La même famille a donné comme premier versement à la lutte contre la lèpre et contre le cancer, 5.000 contos à chacun de ces services, soit deux fois 22.500.000 francs.

2.000 malades. Et le service des Wassermann effectue pour l'ensemble environ 4.000 réactions par semaine.

Deux dispensaires sont spécialement outillés pour le dépistage des syphilis viscérales précoces avec salles d'hospitalisation. J'y retiens en passant le repérage fréquent de la pulmonarite au début de la syphilis; quant au liquide céphalo-rachidien, la ponction lombaire y a définitivement été remplacée par la ponction sous-occipitale qui a été pratiquée sans accident plus de 600 fois chez des malades ambulants.

Notons encore les consultations pré-natales, qui permettent de « prendre le syphilitique avant sa naissance ».

La fondation est placée sous l'autorité d'un Conseil d'administration ainsi composé : *Président*, M. Guilhermo Guinlé ; *Membres :* professeur Chagas, directeur de la Santé publique ; professeur Rabello, chef des bureaux fédéraux de la prophylaxie antivénérienne ; docteur Guilberto Maura Costa, directeur général de la Fondation.

Ces quatre noms resteront toujours attachés à l'œuvre grandiose entreprise au Brésil.

§ 3. *L'état d'esprit du public brésilien.* — L'état d'esprit du public brésilien a grandement facilité la tâche que je viens d'exposer. En effet, d'une part, les maladies vénériennes et cela à tous les degrés de la société, n'ont aucun caractère secret ou honteux. D'autre part, le prestige du médecin et des services d'hygiène est énorme, résultat éloigné de l'œuvre de salut public réalisée par la dictature médicale d'Oswaldo Cruz.

Si le professeur Rabello est abolitionniste pour le Brésil, il n'entend pas qu'on fasse état de son avis pour se déclarer abolitionniste pour le monde entier. Car il faut pour cela disposer d'une opinion publique préparée, ce qui est loin d'être le cas partout; il se rend compte que ce qui est possible dans son pays est loin de l'être dans bien d'autres actuellement.

Chez nous, aujourd'hui encore, la prostituée officielle ou clandestine cachera soigneusement son bras pour éviter que le client éventuel s'aperçoive qu'elle reçoit des piqûres; au Brésil, c'est la première chose qu'elle montre à la manière d'un certificat pour prouver qu'elle est soignée, et par conséquent non contagieuse.

A l'autre extrémité de l'échelle sociale, j'ai entendu un monsieur célibataire s'excuser devant des dames d'être en retard au thé « ayant été un peu incommodé par sa piqûre de 914 ».

Cet état d'esprit a rendu possible une propagande intense, par exemple une vaste campagne d'affiches et de brochures dans tous les milieux, même dans les collèges religieux, à la demande expresse des directeurs de ces établissements.

Par exemple encore : le placement des dizaines de milliers de papillons « antivénériens » dans les paquets de cigarettes (1); le musée

(1) Voici le texte de ces papillons : « Département National de la Santé publique. — Les maladies vénériennes menacent la santé de notre peuple. Les éviter est un

de moulages et de peintures qui a reçu 150.000 visiteurs ; les lettres de rappel envoyées, par milliers, en franchise de port, aux malades négligents, — et le dossier des lettres de remerciement de ces mêmes malades « pour la sollicitude qui leur est ainsi témoignée » ; les visites extrêmement nombreuses (20.145 depuis 1921) de cette belle phalange de visiteuses créées par le professeur Chagas, et qui a pu repérer plus de 2.000 prostituées amenées volontairement à la surveillance médicale ; enfin la libéralité des grands journaux dont certains annoncent gratuitement tous les jours les adresses et horaires des dispensaires.

On pourrait multiplier les exemples, dont le plus concret de tous est la possibilité d'élever en pleine ville un majestueux hôpital destiné exclusivement aux maladies vénériennes.

C'est à cet ensemble de faits qu'on doit la fréquentation formidable des dispensaires où les gens viennent non seulement pour se faire soigner, mais encore « pour voir s'ils n'ont rien » ou « pour avoir de beaux enfants ». C'est à cet état d'esprit également qu'on doit la disparition totale des « boîtes de charlatans ».

Quelques chiffres. — Le résultat principal de la lutte antivénérienne est la *diminution de 50 % des syphilis contagieuses* qui se sont présentées dans les dispensaires de 1924 à 1926.

ANNÉE	NOMBRE DE SYPHILITIQUES inscrits	NOMBRE DE SYPHILITIQUES contagieux	POURCENTAGE
1924	8.929	3.236	36 %
1925	23.445	5.805	24 %
1926	20.341	3 853	18 %

Service des Wassermann (Rio) : De 1921 à 1926, 215.724 réactions, dont 163.497 positives et 52.227 négatives. Il est à noter que positives et négatives sont parties à peu près du même point en 1921, pour se trouver, en 1926, à environ 10.000 positives pour 40.000 négatives.

Nombre de malades différents ayant fréquenté le service (de 1921 à 1927) :

Hommes	92.337
Femmes	67.051
Enfants	11.375
	170.763

devoir de patriotisme. Désinfectez-vous après tout risque de contagion pour ne pas les attraper. Allez au Poste de Désinfection, Croix-Rouge, rue U. de Amaral, 75 (Lanterne bleue). Ouvert de 6 heures du soir à 6 heures du matin. »

Syphilis	117.674
Blennorragie..............	38.125
Chancre vénérien simple.....	14.964
	170.763

Injections d'arsénobenzène.	404.050
— de mercure.....	1.907.644
— de bismuth.....	691.619
— d'iodure de Na ..	70.851
Autres injections.........	113.478
	3.187.642

On pourra trouver tous les renseignements complémentaires dans le travail (en portugais) du docteur Silva Araujo. *Archivos de Hygiène*, septembre 1927, Rio.

II. — **Lèpre**

On sait que la lèpre constitue au Brésil un problème des plus importants. Le nombre des sujets actuellement enregistré est d'environ 13.000, mais ce chiffre est loin de représenter le total des malades existant.

Plan de campagne. — L'importance sociale de la maladie a nécessité l'élaboration d'un vaste plan qui est dû au professeur Rabello et au docteur Motta, son distingué collaborateur. Ce plan se compose des points suivants :

1° Déclaration obligatoire ;

2° Recensement des lépreux ;

3° Isolement obligatoire à domicile dans les colonies agricoles, sanatoria, hôpitaux ou asiles ;

4° Surveillance sanitaire des isolés à domicile ;

5° Surveillance sanitaire des suspects ;

6° Surveillance sanitaire préventive des personnes en contact ;

7° Assistance pécuniaire aux lépreux isolés et à leur famille ;

8° Défense pour les lépreux d'exercer des professions dont la pratique peut être dangereuse pour la collectivité ;

9° Interdiction du territoire aux étrangers lépreux ;

10° Défense d'allaitement maternel par les femmes lépreuses ;

11° Défense de changement de résidence vers une autre ville sans autorisation préalable des autorités sanitaires de celle-ci ;

12° Obligation de communiquer aux autorités tout changement de résidence dans la même localité ;

13° Mise en tutelle immédiate des enfants nés de parents lépreux ;

14° Le plus large accès des malades au traitement et l'encouragement de l'étude des méthodes modernes de thérapeutique ;

15° Destruction du charlatanisme médical et pharmaceutique ;

16° Développement de l'étude de la léprogogie ;

17° Education hygiénique populaire;

18° Encouragement de toute initiative privée ayant pour but de faciliter l'isolement domiciliaire;

19° Contrôle officiel des établissements particuliers d'assistance aux lépreux;

20° Extension de la prophylaxie à tous les Etats par des accords spéciaux.

Léproseries. — Différentes léproseries sont actuellement en pleine activité; d'autres sont en construction, et grâce à l'obligeance de M. le professeur Almeida Prado, j'ai pu aller visiter dans l'Etat de São Paulo la léproserie modèle de Santo Angelo qui vient d'être inaugurée.

Elle couvre une étendue de 16 hectares que constitue un parc immense dont l'architecture a été particulièrement soignée. Centre d'attirance (1) pour les lépreux, il fallait que l'endroit fut particulièrement avenant, et il l'est.

Trente-cinq bâtiments différents y sont élevés et le coût de l'entreprise a été de 45.000.000 de francs (10.000 contos de reis).

On peut y hospitaliser en tout 503 malades. Il y a d'abord l'hôpital proprement dit où se trouvent les lépreux « malades », puis deux autres sections (hommes et femmes) pour les lépreux « bien portants », c'est-à-dire ceux qui peuvent s'occuper de différents travaux. Mentionnons encore le bâtiment des hérédos et les pavillons familiaux, villas pour les familles dont tous les membres sont lépreux.

Je note en passant la présence d'un médecin-résidant, d'un pharmacien-résidant et d'un aumônier-résidant, tous les trois lépreux « bien portants ».

Je ne m'étends pas davantage sur la question de la lèpre dont l'étude en Belgique, pays indemne, a plutôt une valeur d'érudition, mais je dois bien rapporter ici une nouvelle intervention de la famille Guinlé qui a consacré à la Lèpre une première somme de 5.000 contos, soit 22.500.000 francs.

III. — Cancer.

Le temps m'a fait défaut pour étudier au Brésil, ainsi que je l'avais fait en Argentine, la campagne contre le cancer. Je sais cependant qu'elle est sérieusement entamée par l'Etat et que là encore celui-ci a été soutenu par un premier versement de la famille Guinlé (5.000 contos, soit 22.500.000 francs). Les instituts du cancer se construisent, mais je n'en ai visité qu'un seul, non encore achevé, celui de São Paulo. Rio en sera doté également, pourvu de tout ce qu'il faut pour les recherches de la thérapeutique moderne.

L'Inspection générale de la Prophylaxie s'intéresse également à la lutte contre le cancer; mais son action en tant qu'administration s'est

---

(1) C'est dans cet esprit que les dirigeants, ici, ne sont pas partisans de la formule « île ».

portée presque exclusivement à l'éducation hygiénique pour diffuser les instructions nécessaires d'après les connaissances acquises, pour éviter la maladie et recommander les soins indispensables pour en prévenir les conséquences. De plus, il lui incombe de mettre à la disposition des médecins tous les moyens de laboratoire pour faciliter le diagnostic précoce.

Enfin elle dresse la statistique générale de l'affection.

Signalons encore les dispositions suivantes : il est ajouté à chaque constatation de décès, des formules spéciales de nature à faciliter l'étude des conditions favorisant la formation des tumeurs malignes. La déclaration est obligatoire.

Ce *questionnaire* comporte notamment les points suivants :

1° Si la décédée est mariée, quelle est son identité de jeune fille ?

2° Où habitait-elle quand la maladie commença ?

3° Où habitait-elle dans les cinq dernières années ?

4° Y eut-il des cas de cancer dans cette maison ? Quand ?

5° Y a-t-il des antécédents syphilitiques héréditaires ou acquis ?

6° Et de tuberculose ?

7° Y a-t-il des causes locales, traumatiques, irritantes ou autres pouvant favoriser l'apparition du cancer (pessaire, tabac, ulcère, mastites, etc.) ?

8° Y a-t-il des lésions précancéreuses (leucoplasie, etc.) ?

9° Abus d'alcool ?

10° Siège de la tumeur primitive ? Diagnostic de la tumeur ? A-t-il été confirmé microscopiquement avant la mort ? Et après ? Résultats de cet examen.

11° A-t-il subi des traitements opératoires, radio ou radiumthérapiques ? Quels résultats ? Y eut-il récidives ou métastases ?

Enfin, le Service a envoyé à tous les médecins des instructions précises pour le prélèvement des échantillons nécessaires aux diagnostics histologiques.

IV. — Fièvre jaune.

Mon séjour au Brésil a coïncidé avec l'actuelle épidémie de fièvre jaune.

Les mesures énergiques qui ont été prises immédiatement par le Département de la Santé publique sous l'éminente direction de MM. Fraga et Chagas et les importants crédits extraordinaires qui ont été votés, ont enlevé à la situation le caractère de gravité qu'on aurait pu redouter.

Voici à cet égard un résumé de la situation.

État actuel. — Cas observés :

Première semaine (31 mai-6 juin)	6 cas
Deuxième semaine (7-13 juin)	16 cas
A reporter	22 cas

Report......................	22 cas
Troisième semaine (14-20 juin)........	14 cas
Quatrième semaine (21-27 juin)........	14 cas
Cinquième semaine (28 juin-4 juillet)...	10 cas
Sixième semaine (5-11 juillet)..........	12 cas
Septième semaine (12-18 juillet)........	10 cas
Huitième semaine (19-25 juillet).......	9 cas
Neuvième semaine (26 juillet.. *incomplète*.)	3 cas
Soit au total........	94 cas

La mortalité globale a été de 45 % environ. La police des foyers est soigneusement exécutée et un fait rassurant est à noter : tous les cas sont issus des mêmes endroits et si des malades ont été repérés dans des emplacements « vierges », ces sujets avaient émigré des foyers, soit pendant la période d'incubation, soit pendant les premiers jours de la maladie. Les instructions sont sévères, et les médecins sont passibles d'une peine de 500 milreis d'amende avec trois mois de suspension, en cas de non déclaration.

J'ai été autorisé à suivre en ville les équipes de désinfection et j'ai été passer une journée entière à l'Institut Oswaldo Cruz et à l'hôpital annexé : j'y ai trouvé l'accueil le plus empressé, j'ai pu suivre les travaux de laboratoire, assister aux autopsies, examiner les malades.

Le docteur Aragâo de Beaurepaire y a découvert et y prépare actuellement un vaccin préventif au moyen du foie et du cerveau de singes infectés (1). Ce vaccin injecté aux singes soit antérieurement, soit simultanément à l'infection expérimentale, protège l'animal de la fièvre jaune. Il n'y eut aucune exception dans les expériences nombreuses menées à ce sujet.

Il est à noter que les variétés de singes utilisées sont les seules réceptives, à savoir : le *macacus Rhésus* (Indes) et le *macacus Cynomolgus* (Java).

Voulant démontrer l'innocuité du vaccin sur l'homme, le docteur Aragâo s'est fait injecter à lui-même le produit qu'il prépare et n'en a ressenti aucun des troubles généraux ou locaux.

Les faits ci-dessus mentionnés constituent une primeur puisqu'ils ont été communiqués, au moment de mon passage seulement, à la Société de Biologie.

Répondant à une question que j'ai posée, le docteur Aragâo m'a déclaré se tenir à l'entière disposition de notre Service de Santé Colonial pour toutes indications utiles à la fabrication de ce vaccin, dont il m'a d'ailleurs remis un certain nombre d'échantillons. Mais comme il faut un certain temps pour se procurer les animaux idoines, il m'a dit qu'en cas de nécessité il fournirait volontiers à notre Département

(1) Voilà de quoi faire frémir les antivivisectionnistes ! Ils ne sévissent heureusement pas là-bas, où l'on admet généralement que la vie d'une bête peut bien être sacrifiée à celle d'un humain.

des Colonies les ampoules qu'il désirerait obtenir. Le transport n'en altérerait pas l'activité.

J'ai cru pouvoir le remercier chaleureusement de ce concours, d'autant plus que l'échec du vaccin de Noguchi semble généralement admis.

Quant au traitement employé actuellement, de bons résultats paraissent avoir été obtenus — à condition d'être appliqué dès le début — par des injections sous-cutanées quotidiennes de 10 cc. de sang de convalescent pendant quatre jours.

L'Institut Oswaldo Cruz. — L'institut Oswaldo Cruz, placé sous la direction du professeur Chagas, n'étudie pas seulement la fièvre jaune, mais aussi la peste, la lèpre, la typhoïde, la variole et en général toutes les maladies tropicales.

Citons encore la maladie de Chagas, trypanozomiase incurable existant dans certains états du Brésil et particulièrement dans l'État de Minâ Geraes. Elle est inoculée par un insecte des habitations en pisé, le *triatoma megista*, dont une belle collection m'a été remise.

L'Institut Oswaldo Cruz, construit en style mauresque, s'élève dans un site grandiose, dominant une partie de la baie de Rio. Il porte le nom de l'homme illustre qui a sauvé son pays de la fièvre jaune ; on sait, en effet, que cette redoutable maladie y a fait 60.000 victimes de 1904 à 1910. Et le professeur Chagas est aujourd'hui le digne continuateur du docteur Oswaldo Cruz.

Le service de documentation de l'Institut est absolument remarquable ; on y reçoit 1.200 revues dont tous les travaux sont classifiés sur fiches, et la bibliothèque contient 45.000 volumes.

Le personnel de l'Institut et des dépendances comporte deux cents personnes dont trentre-quatre médecins. Pour ma part, je reste impressionné au souvenir des hommes que j'y ai vus, de la vie qu'ils y mènent, des expériences qu'ils y font et de l'atmosphère de sérénité qui y règne ; quand je songe aux dangers des inoculations expérimentales où il s'agit de manier des moustiques infectés ; quand je songe que le virus extrait du foie, infecte le singe par des solutions au 1/10.000^{me} ; quand je songe que ce virus, simplement déposé sur la peau d'un autre singe, tue celui-ci sans l'intermédiaire du moustique, ainsi que le prouvent les expériences actuellement en cours ; quand je revois, dans ma mémoire, le docteur Aragâo travaillant des journées entières dans des pièces quadruplement grillagées au milieu de tout ce qui sème la mort ; quand je revois Chagas et ses fils, et Souza Araujo, et Penido et d'autres au chevet des malades, leur prodiguant leurs soins et prélevant leur redoutable matériel d'expériences ; quand je revois tout cela, il m'est bien difficile d'élever mes paroles à la hauteur de mon admiration.

⁂

Je tiens à ajouter à ces lignes une note qui m'a été particulièrement agréable d'entendre : tant à Rio, dans les milieux les plus autorisés, qu'à Dakar où je suis passé il y a trois mois, on m'a fait le plus vif éloge du corps médical colonial belge. On demeure étonné de la rapidité avec laquelle on a éteint la fièvre jaune dans notre colonie. Cela m'a été d'autant plus réconfortant que nos médecins d'Afrique ont été, parfois, payés d'ingratitude par des incompétents ou par des sots. Qu'ils se consolent : cela se voit autre part aussi !... Qu'ils sachent qu'à leurs nombreux admirateurs de chez nous, se joignent les plus hautes autorités mondiales de l'étranger, qui les connaissent et qui suivent leurs efforts.

V. — Campagne antiophidique.

L'Institut de Butantan. — Bien que ne présentant pas un intérêt immédiat pour la Belgique, je crois bien faire de m'arrêter brièvement à cette question.

On sait que les serpents constituent au Brésil une plaie sérieuse et qu'une campagne modèle y a été entreprise. L'institution la plus curieuse à cet égard est l'*Institut de Butantan* (État de São Paulo), créé il y a plus de vingt ans, par Vital Brazil et dirigé actuellement par le docteur Amaral.

L'Institut de Butantan fabrique des sérums contre l'effet des morsures de serpents, sérums monovalents ou polyvalents.

Le plus terrible reptile brésilien est le *crotalus terrificus* ou cascavelle, serpent à sonnettes, dont le poison cristallisé tue le pigeon à 1/1000me de milligramme.

Pour l'homme, la mort peut survenir en une vingtaine de minutes ; elle n'est subite et foudroyante qu'au cas où la dent du serpent atteint une veine. Les autres variétés sont le botrops (*jararacuçu, jararaca, atrox, neuwiedi, alternatus, cotiara*), le surucucu, le lachesis mutus.

A noter par contre l'existence — protégée — du mussurama, serpent non venimeux, à mouvements très rapides (1), qui livre combat aux reptiles venimeux et les mange.

La mortalité par morsures de serpents qui représentait en 1905 2,5 °/₀₀ de la mortalité générale, est descendue successivement en raison inverse de la production du sérum, à 1,4 °/₀₀ en 1914, 1,3 °/₀₀ en 1919, et 0,9 °/₀₀ en 1926.

Voici, à titre documentaire, des chiffres de 1911 : morts par serpents : 4.800 sur l'année ; accidents non mortels : 19.200 sur l'année. Le préjudice causé ainsi à la nation, sans compter les pertes-bétail, était estimé à 24.000 contos annuellement, soit 108.000.000 francs.

On peut dire que la campagne antiophidique est de plus en plus populaire parmi les populations rurales, et le fait suivant suffit à le

(1) En général — et c'est une des caractéristiques — les reptiles venimeux sont très lents dans leurs mouvements. C'est ainsi qu'à Nicteroï, j'ai pu, sans grande préparation, manier le serpent à sonnettes. Perdez vos illusions, vous tous qui avez admiré les charmeurs de serpents : ils utilisent des animaux très agiles, non venimeux.

démonirer : les paysans reçoivent un dispositif spécial servant à capturer les serpents. Chaque envoi de reptile à l'Institut est suivi d'un envoi de sérum à l'expéditeur ; le tout est gratuit. Or, pendant l'année 1926, 120.000 serpents ont été envoyés et 111.000 tubes de sérum à 10 cc. ont été expédiés en échange.

L'Institut de Butantan possède également un musée d'éducation sociale : collections complètes de serpents, d'araignées, de crapauds, de scorpions ; moulages en cire des lésions produites, statistiques, graphiques, etc..., ainsi qu'une exposition de tous les produits charlatanesques répandus contre les morsures de reptiles ; j'y ai vu avec étonnement certains produits émanant de firmes connues et, avec stupéfaction, un remède nord américain appelé « belgian remède », soi-disant inventé à Tournai (!) ainsi que l'assure l'étiquette imprimée sur le flacon.

Le sérum. — Le sérum se fabrique au moyen de chevaux qui mettent de six mois à un an pour être immunisés. L'Institut fabrique également du sérum contre les morsures du scorpion ; on n'est pas parvenu jusqu'à présent à en réaliser contre celles des araignées qui causent cependant des plaies affreuses, terriblement destructives, parfois mortelles.

Quant au venin des crapauds qui, pour certaines variétés est plus toxique encore que celui des serpents, à telle enseigne qu'on ne parvient pas à préparer les chevaux, il n'offre pas de danger social, ces batraciens manquant de dents pour l'inoculation à l'homme.

Les serpents venimeux sont conservés à Butantan dans un vaste enclos entouré d'eau, et habitent des maisonnettes hémisphériques d'où un personnel stylé va les extraire au moyen de crochets spéciaux. Les serpents capturés ont une vitalité moyenne de deux années, car aussitôt privés de liberté, ils refusent de s'alimenter ; mais ils peuvent vivre pendant ce temps sans nourriture.

Lorsqu'il s'agit de recueillir le venin, un préparateur saisit le reptile par la nuque, tandis qu'un autre lui introduit dans la bouche le bord d'une plaque de Pétri. Les longues dents s'y accrochent et par violente pression sur le verre, le venin est exprimé. Lorsque la glande est ainsi vidée, il lui faut environ quinze jours pour reformer progressivement sa dose. C'est ce qui explique que certaines morsures d'une même race sont mortelles tandis que d'autres sont très anodines. La gravité est donc conditionnée par le moment de la morsure par rapport à l'état de réplétion de la poche à venin.

Il existe un autre *Institut antiophidique à Nicteroï*, dans l'Etat de Rio. Il en est encore à ses débuts et de nouvelles constructions sont en voie d'exécution. La direction en est confiée à M. Vital Brazil, dont il porte d'ailleurs le nom. J'ai tenu à aller le visiter et à présenter mes devoirs au père de la campagne antiophidique au Brésil.

DIVERS

Je désire compléter ce rapport par la simple nomenclature des autres établissements que j'ai visités au Brésil et dont beaucoup marquent dans mon souvenir. Ainsi que je l'ai dit plus haut, ce chapitre n'est pas à proprement parler « prophylactique », mais pourra servir de guide au médecin en voyage :

Rio de Janeiro, district fédéral : L'hôpital Santa Casa, l'hôpital central de l'armée, l'hôpital de la Miséricorde, la Policlinique générale de Rio, l'hôpital Saint-François-d'Assises, l'hôpital des Prompts-Secours, la Faculté de Médecine et ce véritable bijou qu'est l'hôpital portugais Visconde Moraes, qu'aucun médecin de passage là-bas, ne peut manquer de visiter.

Dans l'État de Rio : L'admirable préventorium de l'île de Paqueta, dans l'un des plus beaux sites du monde où la famille Guinlé a encore déversé ses bienfaits ; la station climatique de Pétropolis, 1.000 mètres d'altitude, dans un cadre de montagnes d'une incomparable majesté.

Dans l'État de São Paulo : Outre l'Institut de Butantan et la léproserie de Santo Angelo, outre l'hôpital Santa Casa et son magnifique Institut du Cancer, je dois signaler la nouvelle Faculté de Médecine de Saint-Paul, construction immense et qui aura coûté 10.000 contos de reis, soit 45.000.000 de francs. Elle sera digne de ce riche Etat et de cette grande ville dont le développement est extraordinaire, à telle enseigne que 10.000 maisons y ont été construites l'an dernier, soit une maison par heure, disent les statisticiens.

La maison pénitentiaire de Saint-Paul, conçue comme centre de rééducation morale des condamnés, mérite une mention spéciale.

Dans l'État de Minà-Geraës : La station thermale et hydrominérale de Caxambu où l'on trouve quatorze sources de première valeur thérapeutique, et de formules voisines les unes de Spa (1), les autres de Vichy. Sa production en 1927 a été de 98.220 caisses de 20 bouteilles.

L'État de Minà-Geraës (capitale Belle-Horizonte) est le plus peuplé du Brésil et son territoire est plus vaste que celui de l'Allemagne. Ses richesses sont immenses et ses mines d'or célèbres. Sous l'animation du directeur général de la Santé publique, le docteur Raoul Maghalès, une action prophylactique formidable et remarquablement ordonnée s'y trouve accomplie. De plus il porte à juste titre toute son attention sur les stations thermales qui sont en voie de devenir le rendez-vous des Sud-Américains On y a accès, après une course d'une journée complète, dans un moutonnement de cimes allant à l'infini, par une ligne de chemin de fer qui peut compter, comme sites et comme ouvrages d'art, parmi les plus impressionnantes du monde (2).

Au moment où notre train spécial arrivait à la première localité de cet État, une manifestation émouvante nous attendait : la municipalité et une par-

---

(1) J'y ai trouvé une notice datant de 1876, où sont mises en parallèle les analyses de Caxambu et celle du Pouhon (Spa).

(2) Jusque dans ces dernières années cette ligne « difficile » était le théâtre de nombreux accidents. On en avait compté près de quatre-vingt-dix. C'est alors que le Président de l'État fit appel à un expert incontesté de l'industrie privée pour réorganiser la ligne, où l'on trouve aujourd'hui le plus beau matériel issu en partie des États-Unis, en partie de Dyle-et-Bacalan, à Louvain. Depuis lors, la voie est un modèle et plus un seul accident ne s'est produit. Cet ingénieur, M. Pénido, appar-

tie de la population étaient à la gare et des discours furent prononcés où des paroles vibrantes en l'honneur de la Belgique et de son Roi — qui avait passé là — restent gravées dans ma mémoire ; un riche buffet, composé de pâtisseries brésiliennes, avait été dressé. A Caxambu et durant tout le voyage, l'État de Minà-Geraës et la Direction des chemins de fer ont fait royalement les choses : il n'est pas d'attentions et de prévenances dont ils n'aient comblé leurs hôtes d'un jour. Tout en apprenant que cette région renferme des sources qui ne cèdent en rien, comme valeur thérapeutique, aux eaux européennes, ils ont constaté, une fois de plus, ce qu'est la légendaire hospitalité de ce pays.

*
* *

Je n'ai pas eu le temps — et pourtant je suis resté un mois au Brésil — d'étudier la question de la tuberculose. Elle est cependant d'importance capitale et au cours de l'audience privée qu'il a daigné m'accorder, M. le Président de la République m'a dit cette phrase saisissante : « Songez qu'à Rio, il meurt par la tuberculose une personne toutes les deux heures. » Aussi retient-elle toute l'attention du chef d'État et des Pouvoirs publics ; un vaste programme est élaboré et se trouve en voie d'exécution.

En clôturant ces notes de voyage à bord du paquebot qui me ramène au pays (1), je me fais un devoir d'exprimer mon admiration profonde pour l'œuvre que je viens d'esquisser à peine. Elle est le fait de l'action clairvoyante du Service de Santé de l'État brésilien ; celui-ci est puissamment épaulé, en ce qui concerne la syphilis, la lèpre et le cancer, par l'incommensurable générosité de la famille Guinlé, véritable bienfaitrice du peuple. Mais elle est le fait aussi des hommes qui y ont consacré leur vie, MM. les professeurs Chagas et Rabello et de M. le docteur Maura Costa : leur secret réside non seulement dans leur talent d'organisateurs, leur science et leur générosité, mais encore dans l'esprit de devoir et de dévouement qui les anime. Et dans l'exercice de leur commandement, c'est par l'exemple de leur abnégation et leur bonté qu'ils suscitent de la part de leurs subordonnés la plus désintéressée des collaborations. Il faut pour s'en rendre compte se promener avec M. Rabello de service en service pour voir sur tous les visages le sourire de satisfaction presque filiale qui marque l'entrée du chef, aussi bien dans les services administratifs que dans les salles de clinique : c'est, on l'avouera, un critérium rarement observé.

Il suffit d'avoir eu le privilège de vivre quelque temps au contact de ces hommes d'élite pour pouvoir leur appliquer les paroles du

---

tient à une des plus grandes familles brésiliennes : il est proche parent du Président de l'État et du docteur Maghalès, directeur de la Santé publique ; il est le père du docteur Pénido, d'Oswaldo Cruz, et beau-père du docteur Maura Costa, directeur général de la Fondation Graffé-Guinlé.

(1) La rédaction de rapports et la compilation de nombreux documents sont choses difficiles sur un navire ; aussi je tiens à remercier ici les commandants de l'*Aurigny* et de l'*Eubée*, MM. Heurté et Paris, qui m'ont donné toutes les facilités possibles pour accomplir ma tâche et mis un local spécial de leurs bords à ma disposition.

Maréchal Lyautey, me parlant jadis au Maroc de ses services médicaux : « Ces médecins d'un type particulier sentent brûler en eux la flamme d'idéal et de dévouement qui fait l'apôtre : ils mettent dans leur mission sacrée cette parcelle d'amour sans laquelle toute œuvre humaine est éphémère et inféconde ici-bas. »

Sur les relations scientifiques belgo-sud-américaines.

Si la grande figure morale de la Belgique — comme je le disais dernièrement — m'est souvent apparue au cours de voyages lointains, elle ne m'a jamais semblé plus auréolée qu'en Amérique du Sud, à 13.000 kilomètres de chez nous. Nos souffrances et nos ruines, le sacrifice à la parole donnée, nos déceptions et certaines ingratitudes d'après-guerre y sont connus de chacun et nous y ont valu une admiration mêlée de respect. Et si, dans certains milieux, les sympathies peuvent être partagées quand il s'agit d'autres nations, on peut dire que toute divergence disparaît lorsqu'il s'agit de notre pays.

Nos diplomates, dont on ne dira jamais assez les mérites, veillent jalousement sur cet état d'esprit ; nos hommes d'affaires comme nos industriels, par leurs qualités de travail, leur compétence, et leur légendaire probité, contribuent largement à l'entretenir. Le Brésil rappelle en toute occurrence le voyage de nos Souverains, qui ont à Rio un monument et un boulevard ; les Argentins, justement fiers de leur armée, n'ont pas oublié qu'un officier belge — le général Kestens — a formé leur École de Guerre et leur État-Major.

Mais nos intellectuels s'y montrent trop peu et cependant leurs travaux y sont connus et recherchés. Il ne se trouve pas de bibliothèque importante dont le service de documentation ne renferme par centaines nos références bibliographiques. Aussi regrette-t-on souvent de voir les conférenciers étrangers monopoliser les tribunes toujours largement ouvertes et qui attendent en vain des maîtres belges.

D'autre part, nous connaissons trop peu l'activité scientifique de ces peuples qui est formidable, et ils le déplorent ; tout effort pour palier à cet état de choses est accueilli avec gratitude, aussi ai-je recueilli souvent de la reconnaissance pour *Bruxelles-Médical*, qui par sa « Revue de Presse » abondamment fournie en analyses sud-américaines, a contribué « le plus en Europe » à diffuser leurs travaux.

Mais pour se connaître, il ne suffit pas d'écrire : il faut se fréquenter. Dans cet ordre d'idées, pourquoi ne ferions-nous pas, avec l'Amérique du Sud, des échanges de professeurs, comme cela se passe autre part ? Nos savants y seraient assurés d'un accueil chaleureux, d'une sympathie ardente, d'une hospitalité dont ils seraient parfois gênés, tant elle est généreuse ; ils auraient les auditoires les plus fournis, les plus attentifs, les plus silencieux que j'ai jamais vus ; le français y est la langue véhiculaire des sciences. De notre côté, nous recevrions de là-bas des maîtres éminents qui n'ont rien à envier à leurs collègues d'Europe. Mais les uns et les autres exposeraient leurs idées sous l'angle qui est propre à chaque nation ; de plus, le recul des lointains confère les mêmes avantages que le recul du temps : l'un comme l'autre, estompant les détails sans valeur, donnent de l'ampleur aux visions. Une base identique nous unit, et cette base est le plan commun où se retrouveront toujours nos compréhensions respectives : la pensée gréco-latine.

Le mélange des races qui a formé l'âme belge donne à notre enseignement et à notre science un caractère personnel, — c'est un fait bien connu et apprécié des Sud-Américains, je fus étonné d'en faire la constatation.

Eux, de leur côté, par ce qu'ils ont puisé aux procédés de l'Amérique du Nord et des Anglo-Saxons, avec quelques apports germaniques, ont façonné au creuset de la latinité des Écoles où se rejoignent en une méthode unique et propre, les différents génies européens. Et ainsi, parfois, ils voisinent avec la perfection.

De plus, leur science est intègre et leurs conceptions sont pures ; et si le grand public, enthousiaste et jeune, accorde parfois quelque succès — tout de curiosité d'ailleurs — à certains procédés tapageurs, leurs élites les réprouvent et se chargent de ramener dans la voie du vrai et du bien les masses qu'ils ont la charge de conduire.

Créons donc des liens nombreux avec ces pays, correspondons souvent, échangeons nos revues, établissons — conformément aux vœux qu'on m'a chargé de transmettre — des noyaux de relations permanentes, faisons ce que la Société des Nations appelle des interchanges d'hygiénistes et de fonctionnaires, allons les voir, et invitons-les chez nous.

Comme le disait Couvelaire, « il ne s'agit pas pour nous, médecins, de nous disputer des marchés commerciaux, mais de coopérer activement aux progrès de la science, de l'assistance aux malades et de l'hygiène, par des échanges de vues directs, par l'examen objectif des institutions, des résultats expérimentaux et des méthodes thérapeutiques que nous offrent les divers pays du monde — de l'ancien comme du nouveau.

« Partout où il y a des hommes animés de l'esprit de progrès, il y a pour le voyageur au moins autant d'occasion de s'instruire que d'instruire les autres, à la condition formelle qu'il ait assez d'indépendance d'esprit pour ne pas s'imaginer qu'il est, lui ou les siens, seul détenteur des vérités soi-disant définitives. »

Pour ma part, c'est dans cet esprit que je me suis rendu en Amérique latine : j'ai la conscience très nette de n'avoir pas perdu mon temps.

En mer, août 19..
à bord de l'Eubée, des Chargeurs Réunis.

Tours ————————
Imprimerie Tourangelle

www.ingramcontent.com/pod-product-compliance
Ingram Content Group UK Ltd.
Pitfield, Milton Keynes, MK11 3LW, UK
UKHW020522180726
13839UKWH00005B/2253